BEI GRIN MACHT SICH IHR
WISSEN BEZAHLT

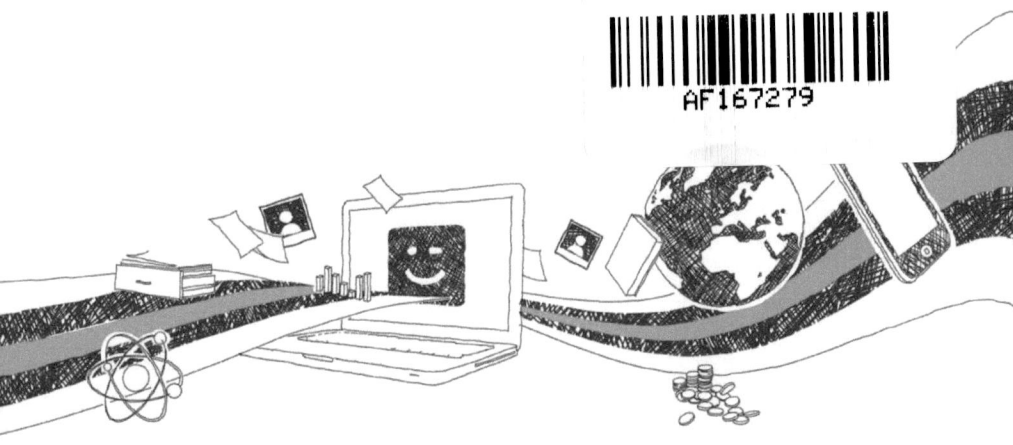

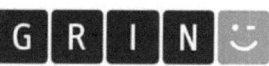

Bibliografische Information der Deutschen Nationalbibliothek:

Die Deutsche Bibliothek verzeichnet diese Publikation in der Deutschen National-
bibliografie; detaillierte bibliografische Daten sind im Internet über http://dnb.d-
nb.de/ abrufbar.

Impressum:

Copyright © 2020 GRIN Verlag
Druck und Bindung: Books on Demand GmbH, Norderstedt Germany
ISBN: 9783346194916

Dieses Buch bei GRIN:

https://www.grin.com/document/590967

Alicia Behrend

Parodontitis. Ätiopathogenese und Einwirkung auf das Timing in der systematischen Therapie

GRIN Verlag

GRIN - Your knowledge has value

Der GRIN Verlag publiziert seit 1998 wissenschaftliche Arbeiten von Studenten, Hochschullehrern und anderen Akademikern als eBook und gedrucktes Buch. Die Verlagswebsite www.grin.com ist die ideale Plattform zur Veröffentlichung von Hausarbeiten, Abschlussarbeiten, wissenschaftlichen Aufsätzen, Dissertationen und Fachbüchern.

Besuchen Sie uns im Internet:

http://www.grin.com/

http://www.facebook.com/grincom

http://www.twitter.com/grin_com

HAUSARBEIT

im Studiengang Dentalhygiene & Präventionsmanagement

Jahrgang 2018

Ätiopathogenese der Parodontitis und deren Einwirkung auf das Timing in der systematischen Parodontitistherapie

eingereicht von:

Alicia Behrend

am 12.01.2020

INHALTSVERZEICHNIS

ABBILDUNGSVERZEICHNIS

ABKÜRZUNGSVERZEICHNIS

A.A.:   AGGREGATIBACTER ACTINOMYCETEMCOMITANS

AB: ANTIBIOTIKA

BOP: BLEEDING ON PROBING

CAL: KLINISCHER ATTACHMENTVERLUST

CHX: CHLORHEXIDIN

FMD: FULL MOUTH DESINFECTION

FMT: FULL MOUTH THERAPY

PA: PARODONTITIS

PMN: POLYMORPHKERNIGE NEUTROPHILE GRANULOZYTEN

ST: SONDIERUNGSTIEFE

UPT: UNTERSTÜTZENDE PARODONTITISTHERAPIE

1 EINLEITUNG

Parodontitis ist eine multifaktorielle Erkrankung des Zahnhalteapparates, welche primär durch Bakterien im Biofilm ausgelöst wird. Dennoch bestimmen viele weitere Faktoren den Verlauf der Parodontitis (Mengel & Flores-de Jacoby, 2000).

Die komplexen Ursachen der Parodontitis bedürfen immer noch weiterer Forschungen, wobei immer neue Erkenntnisse hinzukommen (Teles et. al., 2000). Dies ist z.B. an der neuen Klassifikation der Parodontitis zu erkennen. Die alte Klassifikation wurde nach jahrelanger Gültigkeit durch eine neue, komplett überarbeitete Einteilung ersetzt (Chapple et. al., 2018).

Die Aktualität der Parodontitis wird durch die neuste DMS V Mundgesundheitsstudie verdeutlicht. Diese zeigt auf, dass der Bedarf an Parodontitisbehandlungen stetig ansteigt (Jordan & Micheelis, 2016).

Ziel dieser Ausarbeitung ist es, die Ätiologie und Pathogenese der Parodontitis herauszuarbeiten und anhand dieser aktuellen Grundlagen die Auswirkungen im Hinblick auf das Timing der parodontalen Therapie darzustellen.

Dabei wird zuerst der Hauptfaktor der Parodontitis, der bakterielle Biofilm, mit den Folgen, der Gingivitis und Parodontitis beschrieben. Des Weiteren werden die relevanten Bakterienkomplexe innerhalb des Biofilms genauer erläutert. Anhand dieser Grundlage werden diese Kenntnisse genutzt, um ein Behandlungskonzept für die Parodontitistherapien in der Praxis abzuleiten.

2 ÄTIOPATHOGENESE DER PARODONTITIS

2.1 Biofilm

Riethe (1988) definierte schon in frühen Jahren, dass Plaque ein stark haftender Belag ist. Dieser besteht aus toten und lebenden Bakterien. Mikrobielle Biofilme sind komplexe dreidimensionale Strukturen, die in der Mundhöhle als dentale Plaque zu erkennen sind. Diese Bakterien vermehren sich innerhalb dieser Plaque, wobei Stoffwechselaktivitäten entstehen (Mengel und Flores-de-Jacoby, 2000). Die dentale Plaque bildet eine Matrix, wodurch eine erhöhte Resistenz und daraus resultierende Abwehrmechanismen gegen Bakterizide entstehen (Marsh, 2003; Roulet, Fath und Zimmer, 2012). Die Plaque entwickelt sich natürlich und setzt sich je nach Oberfläche und Gegebenheit, z.b. einer Krankheit, anders zusammen (Marsh, 2003).

Die Plaque, welche häufig im Zahnzwischenraum sowie am Sulkus direkt angesiedelt ist, wird als supragingivale Plaque bezeichnet. Im Gegensatz dazu liegt die subgingivale Plaque unterhalb des Zahnfleisches (Mengel & Flores-de-Jacoby, 2000).

2.2 Phasen der Plaquebildung

Die supragingivale Plaquebildung wird in vier Phasen unterteilt.

Die erste Phase startet unmittelbar einige Minuten nach der Reinigung der Zähne, durch eine Ansiedelung einer Proteinschicht aus dem Speichel an der Zahnoberfläche. In der zweiten Phase besiedeln nach einigen Stunden Mikroorganismen, v.a. grampositive und fakultativ anaerobe Kokken, namens *Streptococcus mutans, sanguis, salivarius und mitis*, diese Schutzschicht. In der dritten Phase vermehren sich diese Bakterien. Dieses Stadium findet in den nächsten drei bis fünf Tagen statt. Außerdem kommen weitere Mikroorganismen, v.a. Stäbchen *actinomyces* und *bacteroides* Spezies, hinzu. Nachdem die Plaque diese vorherige Reifung vollzogen hat, findet die erste Stoffwechselaktivität der Bakterien statt. Dadurch entsteht ein dickerer Bakterienrasen. Eine extrazelluläre Matrix bildet sich, die diesen zusammenhält. Die letzte Phase entsteht nach fünf bis sieben Tagen. Diese ist gekennzeichnet durch Bakterienkolonien, die sich an der Oberfläche festsetzen. Weitere Bakterien, v.a. Fusiformen und Spirochäten, gesellen sich hinzu. Nach zehn bis zwanzig Tagen entwickelt sich aus der vorherigen weichen Plaque ein optisch erkennbarer fester Belag. Daraus bildet sich, nach weiteren Tagen ohne Reinigung, supragingivaler Zahnstein. Die Mineralstoffe kommen dabei aus der Sulkusflüssigkeit direkt. Dieser haftet an rauen Zahnflächen am besten (Mengel & Flores-de-Jacoby, 2000; Roulet et. al., 2012).

Die subgingivale Plaque beginnt im Sulkusbereich. Die dort angelagerte Plaque ist nicht durch äußere Einflüsse, wie z.B. Spülfunktionen, beeinträchtigt und kann sich dementsprechend zu einem günstigen Milieu für Bakterien entwickeln. Auch hieraus kann subgingivaler Zahnstein entstehen (Mengel & Flores-de-Jacoby, 2000; Roulet et. al., 2012).

2.3 Gingivitis

Löe, Theilande und Jensen (1965) fanden durch den sogenannten Gingivitis-Versuch heraus, dass die dentale Plaque, welche direkt am Zahnfleischsulkus aufliegt, eine Entzündung des Zahnfleisches auslösen kann. Diese wird als Gingivitis bezeichnet. Eine solche Entzündung ist durch folgende Symptome klinisch zu erkennen: *rubor, calor, tumor, dolor* und *funtio laesa*. Je nach Ausmaß der Gingivitis sind diese Erkennungszeichen unterschiedlich stark ausgeprägt. Am häufigsten, schnellsten und einfachsten ist die Blutung, resultierend aus der Rötung, zu erkennen (Roulet et. al., 2012). Jedoch kann eine Gingivitis nur entstehen, wenn sich genügend Bakterien angehäuft haben. Es dauert somit einige Zeit, bis sich aus einer kleineren Plaque eine pathogene Gingivitis entwickelt (Mengel & Flores-de-Jacoby, 2000).

Außerdem erforschten Löe et. al. (1965), dass die entzündete Gingiva durch eine Entfernung der pathogenen Plaque wieder ausheilen kann. Sie ist somit als reversibel einzustufen.

Eine Gingivitis kann ohne weitere Auswirkungen eine lange Zeit bestehen bleiben, ohne direkten Einfluss auf das parodontale Attachment zu nehmen. Dennoch kann sich aus einer Gingivitis eine sogenannte Parodontitis entwickeln (Mengel & Flores-de-Jacoby, 2000). Hierbei wird im folgenden Kapitel 2.4 sowie im Kapitel 2.6 näher eingegangen.

2.4 Läsionen der Gingivitisbildung

Nach Page und Schroeder (1976) sind die drei Stadien der Gingivitisbildung in sogenannte Läsionen aufgeteilt.

Die erste, **initiale Läsion**, beginnt nach zwei bis vier Tagen. Durch die bereits bestehende Plaqueanlagerung am Sulkus reagiert das Zahnfleisch mit einer erhöhten Durchblutung im Kapillarbereich. Dadurch tritt Sulkusflüssigkeit aus dem Sulkus heraus. Dieses Blutserum besteht aus Bakterien und den Stoffwechselprodukten. Außerdem vermehren sich die Leukozyten, v.a. PMN´s, im Gewebe. Diese wandern in den Sulkus, wohingegen ihre Lymphozyten, mit den T- & B-Zellen, im Gewebe selbst bleiben. Dort führen sie lokale zelluläre und humorale Antikörperfunktionen aus. Diese werden immer mehr erweitert und verfeinert. Darüber hinaus kommt es durch die Zerstörung des perivaskulären Kollagens der pathogenen Mikroorganismen zu einer Lockerung des Sulkusbodens. Dadurch wird das Saumepithel am Zahn langsam gelöst. Dennoch wird diese erste Läsion, als physiologischer Zustand der gesunden Gingiva bezeichnet, da klinisch keine Blutung erkennbar ist (Lindhe, 1999; Mengel & Flores-de-Jaboby, 2000; Page & Schroeder, 1976; Roulet et. al., 2012).

Das nächste Stadium wird **frühe Läsion** genannt. Diese entsteht nach vier bis zehn Tagen und entwickelt sich nach der nicht behandelten initialen Läsion. Dabei bleiben die Gefäße im Saumepithel weiterhin erweitert. Jedoch kommt eine erhöhte Anzahl dieser Gefäße vor, wodurch ein Flüssigkeitsdruck im Saumepithel entsteht. Dieses kompakte Infiltrat ist gekennzeichnet von Lymphozyten und PMN´s. Außerdem gesellen sich Plasmazellen hinzu. Zudem werden die Fibroblasten im Saumepithel aufgelöst, wodurch Kollagenfasern im Bindegewebe geschädigt werden. Dadurch entsteht zwar Platz für die Leukozyten aus dem Gewebe, aber die Gingiva verliert ihre Haftigkeit. Aufgrund dessen kann in dieser Läsion eine erhöhte Sondierungstiefe von bis zu 4 mm festgestellt werden. Basalzellen aus dem Saumepithel sorgen für eine laterale Ausdehnung des Gewebes. Diese sollen, durch eine schnelle Vermehrung der Zellen, eine Schutzwand gegen die Plaque bilden. Klinisch lässt sich ein Gingivarand erkennen, welcher gerötet und geschwollen ist. Es wird in dieser Läsion von einer chronisch gleichbleibenden Gingivitis mit sogenannten Pseudotaschen durch eine Schwellung des Zahnfleisches gesprochen, da die Entzündung einen längeren Zeitraum im supragingivalen Bereich bestehen bleibt (Lindhe, 1999; Mengel & Flores-de-Jaboby, 2000; Page & Schroeder, 1976; Roulet et. al., 2012).

Die letzte Läsion nennt sich **etablierte Läsion**. Diese entwickelt sich nach zwei bis drei Wochen durch die weiterhin fortlaufende Plaqueansammlung. Die Läsion ist durch einen sehr hohen Anteil an Plasmazellen im koronalen Bindegewebe und um die Gefäße herum gekennzeichnet. Gleichzeitig ist die Gingiva klinisch deutlich geschwollener als in der vorherigen Läsion. Dieser Zustand kann über Jahre stabil bleiben ohne weiteren Einfluss auf das Kollagen zu nehmen. Dennoch kann es zu Ungleichgewichten im menschlichen Organismus sowie in der Mundhöhle kommen. Dadurch können die Bakterien agieren und gleichzeitig kommt die Immunantwort des Gewebes abhanden. Die Entzündung schreitet fort und greift den Alveolarknochen an. Dabei wandert das

Saumepithel nach apikal um gegen die Plaque anzugehen. Gleichzeitig dehnt sich das entzündliche Infiltrat nach lateral sowie apikal aus, wodurch das Parodontalband und die Fibrosen im Gewebe selbst direkt geschädigt werden. Dies führt zu einem Attachmentverlust. Nun ist das Stadium der fortgeschrittenen Läsion erreicht. Diese Läsion ist als destruktiv einzustufen. Es liegt, durch die Erweiterung der Entzündung, keine lokale Gingivitis mehr vor. Dadurch ist dieses Stadium als Parodontitis zu bezeichnen (Lindhe, 1999; Mengel & Flores-de-Jaboby, 2000; Page & Schroeder, 1976; Roulet et. al., 2012).

2.5 Bakterienkomplexe

Scransky et. al. (1998) beschrieben die mikrobiellen Zusammenhänge in der subgingivalen Plaque.

Die Bakterien in der subgingivalen Plaque liegen in Komplexen vor, welche eine enge Verwandtschaft untereinander aufweisen. Es ist zudem bekannt, dass die Bakterien untereinander kommunizieren (Darveau, Tanner und Page, 1997). Nach dem großen Experiment von Socransky et. al. (1998) wurden sechs Hauptkomplexe herausgearbeitet. Diese sind in der nachfolgenden Abbildung aufgeführt.

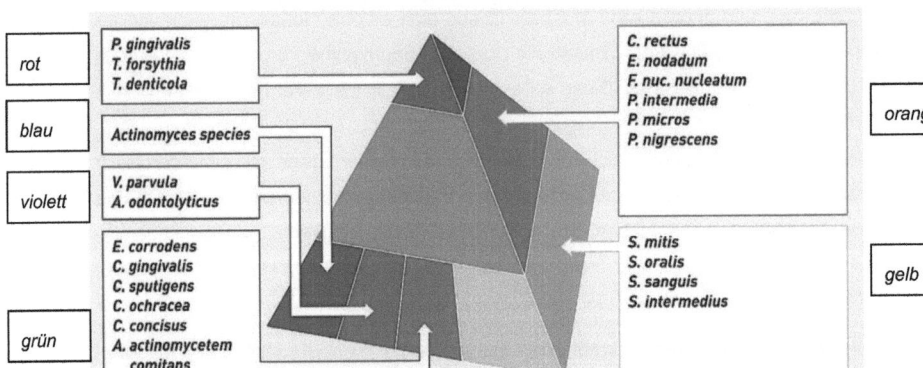

Abbildung 1: Bakterienkomplexe nach Socransky 1998 (Dombrowska, 2012)

Der **gelbe Komplex** zeigt die aeroben, grampositiven Mikroorganismen, welche in der Mundhöhle im gesunden gingivalen Sulkus direkt vorkommen. Diese sind v.a. Streptokokken (Mengel & Flores-de-Jacoby, 2000). Weiter subgingival werden sie im Sulkus von dem **grünen Komplex** verdrängt, denn dort herrscht ein anaerober Zustand. Dort fühlen sich die gramnegativen Mikroorganismen am wohlsten (Mengel & Flores-de-

Jacoby, 2000). Die Keime des **violetten Komplexes** besiedeln, zusammen mit dem orangenen Komplex, den Sulkusbereich zuerst (Dombrowa 2012). Weiter folgend unterdrücken der orangene und rote Komplex diesen violetten Komplex (Socransky, Smith & Haffajee, 2002).

Der **orangene Komplex** ist der größte Komplex. Dieser zieht den roten Komplex nach sich. Der orangene Komplex trägt pathogene Mikroorganismen in sich, welche sich stark vermehren. Der **rote Komplex** bildet sich erst, wenn bestimmte Gegebenheiten gestellt wurden. Dadurch entsteht eine hohe Pathogenität des roten Komplexes, welcher bei den parodontalen Erkrankung am meisten vorhanden ist (Socransky et. al., 1998). Außerdem kann dieser Komplex durch bestimmte Messungen nachgewiesen werden (Haffajee et. al., 1998). Dabei spielt das Bakterium (A.a.) eine Leitrolle zwischen den einzelnen Komplexen und den Mikroorganismen direkt, denn er weist eine sehr hohe Pathogenität auf (Fives-Taylor, Meyer, Mintz & Brissette, 1999).

2.6 Parodontitis

Die Parodontitis ist auf den mikrobiellen Biofilm zurückzuführen. Wie bereits im Kapitel 2.3 beschrieben, entwickelt sich aufgrund des Biofilmes ohne Behandlung eine Gingivitis. Daraus entsteht wiederrum die Parodontitis. Sie durchläuft dabei verschiedene Stadien, die aufeinander aufbauen.

Die Parodontitis ist gekennzeichnet durch die Taschenbildung im Saumepithel, dem Gewebeverlust sowie dem Knochenabbau des Parodonts. Als Ursache ist die laterale und apikale epitheliale Tiefenproliferation aufzuführen. Außerdem kommt es in der fortgeschrittenen Läsion zur Bildung von Granulationsgewebe. Auffällig ist hierbei die Dysbalance zwischen der aktiven und passiven Phase (ebd. Kapitel 2.4). Dabei wird in der aktiven Zeit, v.a. der Entzündungsprozess vorangetrieben, wodurch es zu einem schnellem Knochenabbau kommt. Dies geschieht durch die vermehrte Osteoklastendichte (Mengel & Flores-de-Jacoby, 2000).

2.7 Klassifikationen der Parodontitis

Auf die neue Klassifikation der Parodontitis von Sommer 2018 wird nun im Folgenenden genauer eingegangen. Diese beinhaltet zum einen die neue Einteilung nach Staging und Grading und zum anderen die klinische parodontale Gesundheit (Chapple et. al., 2018). Als Staging und Grading werden die neuen Einteilungen der PA-Klassifikationen betitelt, wodurch die unterschiedlichen Schweregrade sowie die Progression der parodontalen Erkrankungen berücksichtigt werden (Chapple et.al., 2018). Auf die genaue Einteilung wird noch weiter eingegangen.

Die klinische parodontale Gesundheit bezeichnet den Zustand einer Balance zwischen der vorliegenden dentalen Plaque und dem geringen PMN-Infiltrat im Saumepithel (Brecx, Schlegel, Gehr, Lang, 1987). Chapple et. al. (2018) unterscheiden in der neuen Klassifikation zwischen der klinischen parodontalen Gesundheit am intakten sowie am reduzierten Parodontium. Dabei wird das reduzierte Parodontium anhand des klinischen Attachmentverlust (CAL) gemessen. Dieser wird beim Sondieren ermittelt und zeigt, bei einer vorliegenden Parodontitis, den durch Bakterien entstandenen Gewebeverlust mit der entstandenen Rezession am Zahn (Wolf & Rateischak, 2012). Aufgrund dessen muss wiederrum zwischen dem stabilen Zustand nach erfolgter parodontaler Therapie und dem Befund der Rezessionen selbst unterschieden werden. Daraus ableitend ist festzuhalten, dass ein Parodontitispatient immer ein Parodontitispatient bleibt. Die Kennzeichen für die parodontale Gesundheit sind zum einen, dass der BOP negativ ist und zum anderen, dass keine aktive Tasche vorliegt (ebd. Kapitel 2.4). Dahingegen wird bei einem positiven BOP von einer Gingivitis gesprochen. Eine Parodontitis liegt vor, wenn an zwei nicht benachbarten Stellen ein approximaler CAL vorliegt (Chapple et. al., 2018).

Wie bereits erwähnt, wird nach Staging und Grading in der Klassifikation unterschieden. Dabei beschreibt das Staging die einzelnen Stadien bzw. den Schweregrade der Parodontitis:

Stage I: beginnende Parodontitis

Stage II: moderate Parodontitis

Stage III: schwere Parodontitis

Stage IV: fortgeschrittene Parodontitis

Zudem wird zwischen dem CAL an sich, dem röntgenologischen Knochenverlust und dem Zahnverlust aufgrund von PA unterschieden.

Das Grading beschreibt die Grade bzw. die Progression der Parodontitis:

Grad I: geringe Progression

Grad II: moderate Progression

Grad III: schnelle Progression

Hierbei werden zusätzliche Faktoren, wie der Biofilmgehalt, das Rauchen, die Diabetes und der prozentuale Knochenverlust bezogen auf das Alter berücksichtigt.

3 TIMING IN DER SYSTEMATISCHEN PARODONTITISTHERAPIE

Für die zuvor beschriebene Parodontitis des Patienten wird nun die Behandlung dieser genauer erläutert.

Im Grundprinzip besteht diese aus einer initialen, einer korrektiven und einer erhaltenden Phase (ebd. Abbildung 2). Dadurch werden alle wichtigen Schritte: die Prävention, Diagnostik und Therapie der parodontalen Erkrankung integriert.

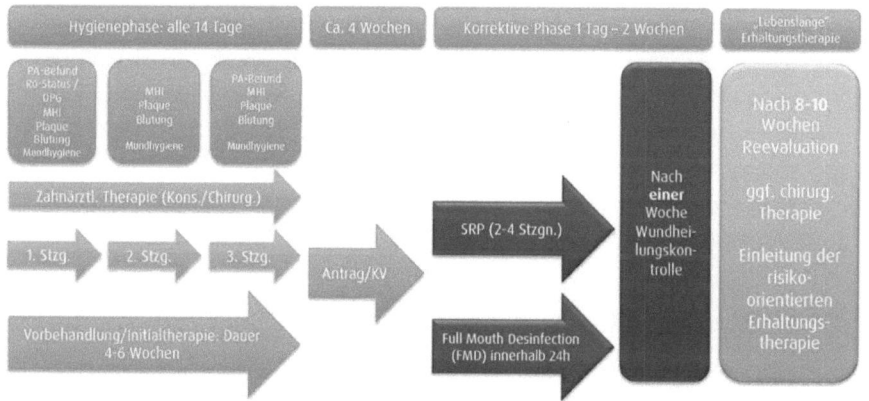

Abbildung 2: Das bewährte Konzept mit Ablaufplan zur systematischen Betreuung von Patienten mit parodontalen Erkrankungen (Hahner & Gaßmann, 2017)

3.1 Initiale Phase

Hahner und Gaßmann (2017) beschreiben, dass die initiale Therapie in drei Sitzungen aufgeteilt ist, welche v.a. der eingehenden Diagnose des Patienten, aber dem Erreichen hygienefähiger oraler Verhältnisse sowie die Einbeziehung des Patienten in die Therapie, dienen.

In der ersten Sitzung wird der parodontale Befund, Röntgenbilder und verschiedene Mundhygieneindizes aufgenommen. Außerdem werden Tipps zur individuellen Mundhygiene gegeben. Die Indizes dienen der Mundhygienekontrolle des Patienten. Dies geschieht durch eine Plaque- und Blutungskontrolle. Die zweite Sitzung besteht dann aus der erneuten Aufnahme dieser Indizes, wodurch eine Veränderung der Mundhygiene beim Patienten festgestellt werden kann. Die dritte Sitzung beinhaltet wieder eine erneute PA-Befundung. Dieser PA-Antrag wird bei Bedarf im Anschluss zu den jeweiligen Krankenkassen oder Versicherung (zur Kostenübernahme) gesendet. Außerdem werden begleitend die ggf. nötigen zahnärztlichen konservierenden und chirurgischen Therapien durchgeführt (Hahner & Gaßmann, 2017).

Zusammenfassend zu den drei Sitzungen ist zu sagen, dass durch die aufgenommenen Indizes eine Gingivitis, Pseudotaschen sowie die Parodontitis an sich diagnostiziert werden können. Eine Gingivitis ist reversibel, denn eine Entfernung der pathogenen dentalen Plaque und fehlenden Neubesiedlung der Keime führt zu einer Ausheilung der Gingiva (ebd. Kapitel 2.3). Die klinisch vorzufindende Entzündung mit Blutung auf Sondierung sowie einer erhöhten Sondierungstiefe, sollte innerhalb von 14 Tagen minimiert sein oder gar ausgeheilt haben. Dementsprechend wird ein Intervall von zwei Wochen zwischen allen Sitzungen empfohlen, bei denen jeweils ein supragingivales Biofilmmanagement durchgeführt werden sollte. Wenn trotz durchgeführtem Biofilmmanagement in der dritten Sitzung erste klinische Anzeichen einer Parodontitis sichtbar sind, wird die diagnostische Abklärung der Parodontitis empfohlen (Hahner & Gaßmann, 2017).

3.2   Korrektive Phase

Die eigentliche Therapie der Parodontitis findet in der korrektiven Phase statt. Diese wird an allen Zähnen mit erhöhten Sondierungstiefen ab 3,5 mm durchgeführt.

Zunächst erfolgt das subgingivale Biofilmmanagement. Hierzu gibt es verschiedene Behandlungsmöglichkeiten. Zum einen gilt der Ansatz der Hand- und Ultraschallinstrumente oder die Verwendung eines Lasers und zum anderen die quadranten- und seitenweise Vorgehensweise. Alle Instrumentierungsmethoden sind als gleich effektiv einzustufen. Das Ziel dieses subgingivalen Debridements ist die Reduzierung der Bakterienlast und somit die Schaffung eines nicht pathogenen Milieus. Denn nach Hahner & Gaßmann (2017) zeigten verschiedene Studien, dass ein eine komplette Entfernung aller Biofilme im subgingivalen Bereich nicht erreicht werden kann.

Des Weiteren wird in der Behandlung zwischen der FMT und der FMD unterschieden. Die FMT stellt dabei das Scaling- und Rootplaning (SRP) an allen parodontal erkrankten Taschen dar. Bei der FMD wird neben der mechanischen Reinigung aller parodontal erkrankten Taschen, zusätzlich innerhalb von 24 Std. eine CHX-Behandlung durchgeführt. Dieses wird entweder durch eine Mundspüllösung oder ein Gel appliziert (Quirynen et. al., 1995), wodurch eine erneute Entzündung der Taschen vorgebeugt wird (Hahner & Gaßmann, 2017). Der FMT gegenüber der FMD wird keine direkte höhere Wirksamkeit zugesprochen (Eberhard et. al., 2015).

Außerdem gibt es die Möglichkeit der unterstützenden Antibiotikagabe von Amoxicillin oder Metronidazol, begleitend zur der FMT. Es besteht, durch die immer fortschreitenden Resistenzbildungen gegen Antibiotika, eine prinzipielle Empfehlung, diese nicht als generelle Verabreichung zu nutzen. Dies gilt nicht für die allgemeingesundheitlich nötigen AB-Gaben. Wenn ein Antibiotikum jedoch im Einzelfall notwendig ist, sollte es unmittelbar nach der FMT eingenommen werden, um eine ausreichende Wirkung des Medikamentes sicher zu stellen (Hahner & Gaßmann, 2017).

Zusammenfassend ist zu sagen, dass die korrektive Phase zunächst aus der nicht-chirurgischen Behandlung besteht. Im Anschluss wird innerhalb einer Woche eine Wundheilungskontrolle durchgeführt (Hahner & Gaßmann, 2017). Dieser Abstand ist auf das Saumepithel zurückzuführen, denn es bildet sich nach einer Woche neu und legt sich wieder an die Wurzel an. Dadurch hat sich die Tasche nach der Instrumentierung durch eine erneute Tiefenproliferation regeneriert (ebd. Kapitel 2.6).

3.3 Erhaltende Phase

Wenn die zuvor durchgeführte nicht-chirurgische Therapie keinen klinischen Erfolg gebracht hat, ist eine weitere Therapie von Nöten. Dies lässt sich an der weiter bestehenden Blutung auf Sondierung sowie der fehlenden Minimierung der Sondierungstiefen auf < 4 mm feststellen. Hahner & Gaßmann (2017) weisen hierbei auf die regelmäßige Überprüfung dieser Parameter hin. Verschiedene Studien zeigten, dass sich bei Sondierungstiefen von 4 mm und einem positiven BOP, Rückschlüsse auf immer noch aktive Taschen ziehen lassen können. Dadurch wird die Heilung der parodontalen Erkrankung verhindert (Hahner & Gaßmann, 2017).

Bei dieser weiterführenden Therapie bestehen verschiedene Möglichkeiten. Sie erfolgt nach 8-10 Wochen, im Anschluss an die FMT. Die zunächst indizierte Therapie ist die lokale oder systemische Gabe von AB (Hahner & Gaßmann, 2017). Danach gibt es die Variante der erneuten Instrumentierung der noch aktiven Taschen. Diese lassen sich an den ST > 4 mm und einem positiven BOP diagnostizieren. Dennoch weist die Nachinstrumentierung eine geringere Effektivität im Gegensatz zu der AB-Therapie allein auf (Kaner et. al., 2007; Griffiths et. al., 2011). Eine chirurgische, offene Therapie, sollte bei Sondierungstiefen > 5,5 mm angesetzt werden (Hahner & Gaßmann, 2017), denn diese Zähne sind häufiger von einem Zahnverlust betroffen als die mit Sondierungstiefen von < 3 mm (Matuliene et. al., 2008).

Zu der erhaltenden Phase gehört außerdem eine lebenslange Erhaltungstherapie, denn ein Geweberverlust sollte weiterhin vermieden werden. Diese Behandlungen sollten, nach erfolgter Parodontitis, bei jedem Patienten durchgeführt werden (Hahner & Gaßmann, 2017). Diese sogenannte UPT ist ein auf den Patienten individuell angepasstes Intervall (Farooqi et. al., 2015) an Folgeterminen nach der Parodontitistherapie. Dabei wird regelmäßig supra- und subgingivaler Biofilm entfernt (Hahner & Gaßmann, 2017). Die Parameter: BOP, ST > 5 mm, Zahnverlust, radiologischer Knochenabbau/Lebensalter, die Raucheranamnese und vorliegende Risikofaktoren dienen dabei als Hilfestellung. Das Risikoevaluationshexagon, die sogenannte Berner-Spinne, gibt dabei ein Intervall für die UPT bei dem jeweiligen Patienten vor. Dadurch ist das weitere Vorgehen anhand dieses Behandlungsplanes mit dem Patienten gemeinsam zu besprechen. Hierbei kann dem Patienten erklärt werden, dass er an der Mundhygiene und dem Risikofaktor des Rauchens etwas aktiv selbst ändern kann, wodurch die anderen Parameter beeinflusst werden.

Bei allen einzelnen Sitzungen der erhaltenden Therapie sollte auf den Biofilmgehalt geachtet werden. Anfangs wird daher ein UPT-Abstand von drei Monaten empfohlen, da ein kurzes Intervall schon kleinste Veränderungen wahrnehmen lässt (Hahner & Gaßmann, 2017). Eine Studie zeigt, dass ein Zusammenhang zwischen ausbleibender UPT sowie ST von > 6 mm und Zahnverlusten besteht (Goh, Hackmack, Corbet & Leung, 2017), wodurch jede Unterbrechung der UPT als Risikofaktor einzuteilen ist.

Eine weitere Möglichkeit der UPT-Intervallbestimmung zeigt die Einteilung nach Zimmer (2018). Dabei werden vier Gruppen im Timing für die UPT-Sitzungen eingeteilt. Die erste Gruppe besteht aus den Patienten, die weiterhin nach der erfolgten PA-Behandlung eine Gingivitis oder eine beginnende PA aufweisen. Diese liegen nach der neuen PA-Klassifikation im Stadium I und Grad A. Hier wird eine 6-monatige Intervallsitzung empfohlen. Anders sieht es für die zweite Gruppe aus, denn es wird ein kürzerer Abstand von 4 bis 6 Monaten empfohlen. In dieser Gruppe sind die Patienten mit dem Stadium II und Grad A bis B der PA. Dabei bestimmt die Mundhygiene des Patienten den genauen Abstand der UPT-Sitzungen. In der dritten Gruppe werden die Patienten mit fortgeschrittener PA, im Stadium III und Grad C, alle drei Monate mit einer UPT behandelt. Dabei sorgen weitere Risikofaktoren, wie z.B. eine Furkationsbeteiligung, für eine langsamere Ausheilung der PA. In der letzten Gruppe befinden sich Patienten mit dem Stadium IV und Grad C der PA, welche die häufigste Nachsorge durch die UPT bedarf. Dieses Intervall liegt bei 2 bis 2,5 Monaten (Zimmer, 2018).

Dementsprechend ist zu sagen, dass die UPT Sitzungsabstände nach Zimmer (2018) mit Hilfe der neuen PA-Klassifikation eingeteilt werden. Dabei spielen die individuelle Mundhygiene und die Gewebeheilung nach der PA-Therapie eine prägnante Rolle.

Zusammenfassend lässt sich zu der erhaltenden Therapie sagen, dass sie die wichtigste Phase der PA-Therapie darstellt, denn sie besteht ein Leben lang und eine aktive Teilnahme und dauerhafte Motivation des Patienten sind der Schlüssel zum Erfolg.

4 FAZIT

Das Ziel der Arbeit, einen Empfehlungsplan anhand der neuesten Grundlagenkenntnisse aus der Ätiologie und Pathogenese der Parodontitis herauszufiltern, wurde erreicht.

Es lässt sich sagen, dass die drei herausgearbeiteten Phasen der PA-Therapie eine Grundlage für die Betreuung eines jedes einzelnen Parodontitispatienten darstellen. Als primäres Ziel steht die Eliminierung der bakteriellen Infektion sowie das Stoppen der parodontalen Zerstörung. Dies geschieht zum einen durch die Reinigung der betroffenen Zahnfleischtaschen und zum anderen durch die Mundhygieneinstruktion des Patienten, um weiteren pathogenen Biofilm zu vermeiden. Das Timing ist immer an die aktuellen Gegebenheiten anzupassen, denn jeder Patient stellt ein Individuum dar.

Wenn ein motivierter Parodontitistherapie mit hoher Compliance und durch die professionelle Begleitung während der Parodontitistherapie optimal behandelt wird, kann eine fortlaufende Entzündungsreaktionen sowie der daraus resultierende Gewebeverlust vermieden.

Ein Parodontitispatient bleibt immer ein Parodontitispatient, der anhand regelmäßiger UPT Sitzungen betreut werden sollte. Jedes kleinste klinische Entzündungszeichen sollte beachtet werden. Zudem sollte im Gesamtzusammenhang die unterschiedlichen Risikofaktoren, wie die Genetik, die Raucheranamnese, persönlicher Stress und Allgemeinerkrankungen mit eingebunden werden. Nur dann ist ein Langzeiterfolg gegeben und es kann von einer parodontal intakten Gesundheit gesprochen werden.

LITERATURVERZEICHNIS

Brecx MC, Schlegel K, Gehr P & Lang NP: Comparison between histological and clinical parameters during human experimental gingivitis. Journal of Periodontal Research 22 (1), 50–57 (1987).

Chapple ILC, Mealey BL, Van DykeTE, Bartold PM, Dommisch H, Eickholz P, Geisinger ML, Genco RJ, Glogauer M, Goldstein M, Griffin TJ, Holmstrup P, Johnson GK, KapilaY, Lang NP, Meyle J, Murakami S, Plemons J, Romito GA, Shapira L, Tatakis DN, TeughelsW, Trombelli L, Walter C, Wimmer G, Xenoudi P & Yoshie H. (2018). *Periodontal health and gingival diseases and conditions on an intact and a reduced periodontium: Consensus report of workgroup 1 of the 2017 World Workshop on the Classification of Periodontal and Peri-Implant Diseases and Conditions.* J Periodontol.

Dareveau, R. P., Tanner, A., & Page, R. C. (1997). *The microbial challenge in periodontitis.* Periodontology 2000, 14(1), 12–32. doi:10.1111/j.1600-0757.1997.tb00190.x

Dombrowa, S. (2012). *Parodontitis und Periimplantitis – rechtzeitig erkennen und erfolgreich therapieren.* Abgerufen von https://www.zmk-akktuell.de/fachgebiete/parodontologie/story/teil-1-parodontitis-und-periimplantitis--rechtzeitig-erkennen-und-erfolgreich-therapieren__625.html

Eberhard, J., Jepsen, S., Jervøe-Storm, P.-M., Needleman, I., & Worthington, H. V. (2015). *Full-mouth treatment modalities (within 24 hours) for chronic periodontitis in adults.* Cochrane Database of Systematic Reviews. doi: 10.1002/14651858.cd004622.pub3

Farooqi, O. A., Wehler, C. J., Gibson, G., Jurasic, M. M., & Jones, J. A. (2015). *Appropriate recall interval for periodontal maintenance: a systematic review.* Journal of Evidence Based Dental Practice, 15(4), 171-181.

Fives-Taylor, P. M., Meyer, D. H., Mintz, K. P., & Brissette, C. (1999). *Virulence factors of Actinobacillus actinomycetemcomitans. Periodontology 2000, 20(1), 136–167.* doi:10.1111/j.1600-0757.1999.tb00161.x

Goh, V., Hackmack, P. P., Corbet, E. F., & Leung, W. K. (2017). *Moderate-to long-term periodontal outcomes of subjects failing to complete a course of periodontal therapy.* Australian dental journal, 62(2), 152-160.

Griffiths GS, Ayob R, Guerrero A, Nibali L, Suvan J, Moles D. & Tonetti MS. *Amoxicillin and metronidazole as an adjunctive treatment in generalized aggressive periodontitis at initial therapy or re-treatment: a randomized controlled clinical trial.* J Clin Periodontol. 2011 Jan;38(1):43-9.

Haffajee, A. D., Cugini, M. A., Tanner, A., Pollack, R. P., Smith, C., Kent, R. L., & Socransky, S. S. (1998). *Subgingival microbiota in healthy, well-maintained elder and periodontitis subjects.* Journal of Clinical Periodontology, 25(5), 346–353. doi:10.1111/j.1600-051x.1998.tb02454.x

Hahner, P., & Gaßmann, G. (2017). *Timing in der systematischen Parodontitistherapie.* PLAQUE N CARE Prophylaxe-Parodontologie-Ästhetik, 11(1), 6-12.

Jordan, A. R., & Micheelis, W. (2016). Fünfte Deutsche Mundgesundheitsstudie (DMS V). BZÄK/KZBV. (1. Auflage). Berlin

Kaner, D., Christan, C., Dietrich, T., Bernimoulin, J. P., Kleber, B. M., & Friedmann, A. (2007). *Timing affects the clinical outcome of adjunctive systemic antibiotic therapy for generalized aggressive periodontitis.* Journal of periodontology, 78(7), 1201-1208.

Lindhe, J. (Hrsg.). (1999). *Clinical Periodontology and Implant Dentistry.* (R. Winkler, Übers.). Quintessenz, Berlin, 189-222. (Originalwerk veröffentlicht 1997)

Löe, H., Theilade, E., & Jensen, S. B. (1965). *Experimental Gingivitis in Man. Journal of Periodontology, 36(3), 177–187.* doi:10.1902/jop.1965.36.3.177

Marsh, P. D. (2003). *Plaque as a biofilm: pharmacological principles of drug delivery and action in the sub-and supragingival environment,* Oral diseases. 9, 16-22.

Matuliene, G., Pjetursson, B. E., Salvi, G. E., Schmidlin, K., Brägger, U., Zwahlen, M., & Lang, N. P. (2008*). Influence of residual pockets on progression of periodontitis and tooth loss: results after 11 years of maintenance.* Journal of clinical periodontology, 35(8), 685-695.

Mengel, R., & Flores-de-Jacoby, L. (2000). Ätiologie und Pathogenese entzündlicher parodontaler Erkrankungen. *Lehrbuch der klinischen Parodontologie. Quintessenz Berlin,* 95-137.

Page, R. C., & Schroeder, H. E. (1976*). Pathogenesis of inflammatory periodontal disease. A summary of current work.* Laboratory investigation; a journal of technical methods and pathology, 34(3), 235-249.

Quirynen M, Bollen CM, Vandekerckhove BN, Dekeseyer C, Papaioannou W & Essen H. (1995*). Full- vs. partial-mouth disinfection in the treatment of periodontal infections.* J Dent Res. 74:1459-1467.

Roulet, J. F., Fath, S., & Zimmer, S. (Eds.). (2012). 4. Auflage. *Lehrbuch Prophylaxeassistentin.* Elsevier. München.

Socransky, S. S., Haffajee, A. D., Cugini, M. A., Smith, C., & Kent, R. L. (1998). *Microbial complexes in subgingival plaque.* Journal of Clinical Periodontology, 25(2), 134–144. doi:10.1111/j.1600-051x.1998.tb02419.x

Socransky, S. S., Smith, C., & Haffajee, A. D. (2002). *Subgingival microbial profiles in refractory periodontal disease.* Journal of Clinical Periodontology, 29(3), 260–268. doi:10.1034/j.1600-051x.2002.290313.x

Teles, R., Teles, F., Frias-Lopez, J., Paster, B., & Haffajee, A. (2013). *Lessons learned and unlearned in periodontal microbiology.* Periodontology 2000, 62(1), 95-162.

Wolf, K. & Rateitschak, E.M. (2012). *Parodontologie: Farbatlanten der Zahnmedizin* Thieme; 3. Auflage (2012)

Zimmer, W. M. (2018). *Unterstützende Parodontaltherapie – Wie oft sollen wir Patienten einbestellen?* PLAQUE N CARE, 4 (12), 221-223.

BEI GRIN MACHT SICH IHR WISSEN BEZAHLT

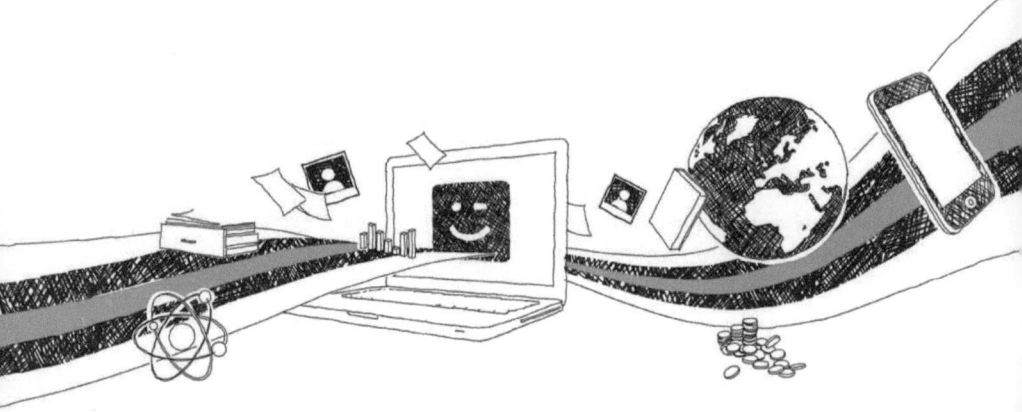

- Wir veröffentlichen Ihre Hausarbeit, Bachelor- und Masterarbeit

- Ihr eigenes eBook und Buch - weltweit in allen wichtigen Shops

- Verdienen Sie an jedem Verkauf

Jetzt bei www.GRIN.com hochladen und kostenlos publizieren

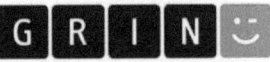